Die Fructose-Krankheit

Die Fructose-Krankheit

Wie ein einziges Molekül
sämtliche Zivilisationskrankheiten
verursacht hat

Der größte medizinische
Paradigmenwechsel des 21. Jahrhunderts

2014

Gewidmet

allen unabhängigen Denkern

sowie

allen Opfern der Fructose-Krankheit

Inhalt

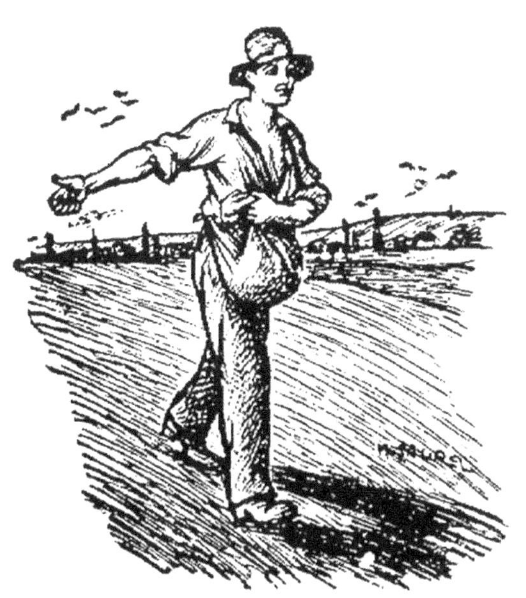

Einleitung

Haben Sie sich auch schon einmal gefragt, woher eigentlich alle diese mysteriösen, chronischen Krankheiten und Gesundheitsprobleme kommen, die noch vor wenigen Generationen nahezu unbekannt oder sehr selten waren, heutzutage jedoch Millionen von Menschen betreffen und unser Gesundheitswesen an den Rand des Zusammenbruchs bringen?

Dabei geht es nicht nur um Übergewicht und Diabetes, sondern um eine ganze Reihe von Erkrankungen: von Bluthochdruck bis zu Herzinfarkt und Hirnschlag, von Karies und Akne bis zu neurologischen Erkrankungen wie ADHS, Alzheimer und Parkinson, von zerbrechlichen Knochen bei Osteoporose bis zu Autoimmun-Erkrankungen wie rheumatoider Arthritis und multipler Sklerose, vom Reizdarmsyndrom bis zu Asthma und Allergien, und von chronischer Müdigkeit bis zu diversen Formen von Krebs.

Vielleicht rühren diese Krankheiten einfach daher, dass wir immer älter werden? Jedoch sind oft Menschen in ihren besten Jahren davon betroffen, zunehmend sogar Kinder.[21]

Oder vielleicht essen wir einfach zu viel? Doch warum sollte uns unser natürliches Sättigungsgefühl denn auf einmal im Stich lassen, und wieso sind oft auch schlanke Personen betroffen?[16]

Aber vielleicht bewegen wir uns einfach zu wenig! Doch genossen in früheren Zeiten gerade diejenigen Menschen ein besonders gesundes und langes Leben, die zuhause bleiben konnten und nicht draußen arbeiten mussten.[22] Marathons sind auch die wenigsten freiwillig gerannt – und dennoch waren Herzinfarkte nahezu unbekannt.[9]

Wie steht es mit dem sogenannten "bösen" Cholesterin aus Eiern und anderen Lebensmitteln? Wie wir noch sehen werden, ist Cholesterin trotz aller Anschuldigungen der letzten Jahre essentiell für einen gesunden Körper.[13] Eier waren deshalb schon vor Jahrtausenden als eines der nahrhaftesten Nahrungsmittel bekannt – und dies völlig zu Recht.

Womöglich ist ein "Vitamin-D-Mangel" schuld, da wir im Winter zu wenig Sonnenlicht abbekommen? Auch dies ist unwahrscheinlich, denn Krankheiten im Zusammenhang mit Vitamin D, wie etwa die Osteoporose, sind inzwischen selbst in tropischen Ländern verbreitet, wo die Sonne das ganze Jahr über scheint.[82] Die Ursache muss eine andere sein.

Alle diese Erklärungen – und noch einige mehr – funktionieren schlicht und einfach nicht. Währenddessen nimmt die Verbreitung der mysteriösen chronischen Erkrankungen laufend zu. Warum bloß?

Auf der Suche nach einer Antwort führt dieses Büchlein erstmals die wissenschaftlichen Erkenntnisse aus über einem Dutzend üblicherweise getrennter medizinischer und biologischer Fachgebiete zusammen. Durch das sorgfältige Verbinden aller Punkte ergibt sich ein verblüffendes Gesamtbild, in welchem tatsächlich ein einziges Molekül sämtliche modernen "Zivilisationskrankheiten" verursacht hat.

Die Rede ist dabei vom süßen Zuckermolekül Fructose, dessen Konsum in den vergangenen 300 Jahren um mehrere tausend Prozent zugenommen hat. Besonders steil war der Anstieg in den letzten paar Jahrzehnten.[9]

Dieses Büchlein erklärt in einfach verständlichen Worten, was Fructose ist, wo sie vorkommt, und wie sie Gehirn, Verdauung, Stoffwechsel und Immunsystem des Menschen überlistet und im Alleingang alle diese mysteriösen chronischen Erkrankungen herbeigeführt hat.

Umgekehrt bedeutet dies, dass alle diese Erkrankungen wie von Geisterhand verschwinden werden, sobald wir die Fructose wieder weitgehend aus unserer Nahrung entfernt haben. So einfach ist das – und doch so schwierig.

Wir haben es in der Hand, unsere 300-jährige Abhängigkeit von der Fructose zu beenden und eine echte Gesundheits-Revolution einzuläuten.

Viel Vergnügen beim Lesen dieses Büchleins!

1 Fructose?

Fructose ist der süßeste Einfachzucker der Natur.[88]

Die beiden anderen Einfachzucker sind Glucose (Traubenzucker) und Galactose.

Glucose und Fructose bilden zusammen den Zweifachzucker Sucrose. Das ist der bekannte Haushaltszucker, auch Saccharose genannt.

Glucose und Galactose bilden zusammen den Zweifachzucker Lactose. Das ist der Milchzucker. Er findet sich auch in der mütterlichen Brustmilch. Manche erwachsene Menschen können ihn jedoch nicht mehr verdauen und bekommen Bauchschmerzen, wenn sie zu viel davon essen oder trinken.

Viele Pflanzen nutzen Fructose in ihren Früchten, damit diese süßer und schmackhafter werden. Dadurch werden mehr Tiere angelockt und die Pflanzensamen finden eine größere Verbreitung.

Die folgende Tabelle zeigt, dass Fructose fast doppelt so süß ist wie Haushaltszucker, während Traubenzucker nur halb so süß ist, und Milchzucker sogar nur ein Drittel so süß. Künstliche Süßstoffe können hingegen sehr viel süßer sein.[88]

Zuckerart	Süßkraft
Lactose	30%
Glucose	50%
Sucrose	100%
Fructose	180%
Künstliche Süßstoffe	Bis 100 000%

Die süße Seite der Natur:

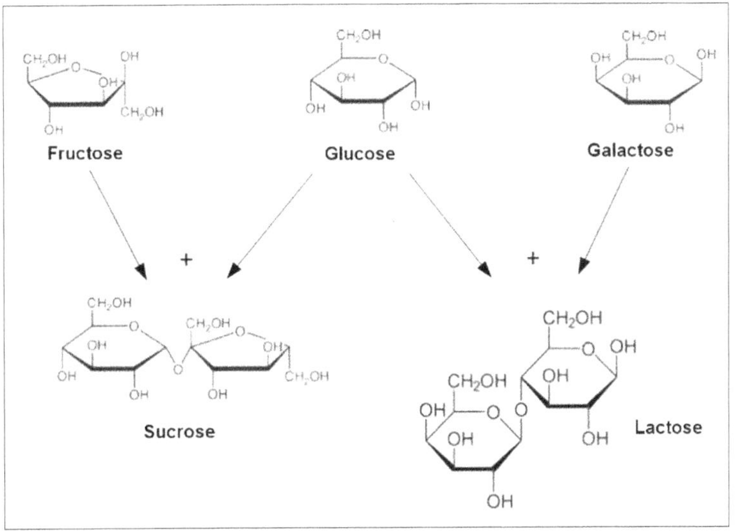

Fructose, Glucose und Galactose bilden Sucrose und Lactose.[88]

2 Fructose im Essen?

Fructose findet sich heute in drei verschiedenen Formen in unseren Nahrungsmitteln[87]:

1. Als Bestandteil von Haushaltszucker: 50% Fructose

2. Als Bestandteil von Fructose-Sirup. In den USA wird dieser auch "High Fructose Corn Syrup" genannt und ist sehr verbreitet: 42–90% Fructose (meistens 55%[27])

3. Als freie Fructose vor allem in Honig (ca. 40%), Früchten und Fruchtsäften (zwischen 1 und 30% Fructose, je nach Fruchtart). Früchte enthalten natürlich auch verschiedene gesunde Inhaltsstoffe. Dazu später mehr.

Meistens werden Fructose, Fructose-Sirup und Zucker nicht pur eingenommen, sondern anderen Esswaren und Getränken zugesetzt – entweder von Ihnen selbst, meistens aber bereits von den Herstellern.

Tatsächlich enthalten heutzutage nahezu alle verarbeiteten Lebensmittel reichlich zugesetzte Fructose. Das fängt schon beim Babybrei an und reicht über Frühstückszerealien, Joghurts und Würste bis hin zu Fertiggerichten und den Limonaden.[16] Warum dies so ist – und was die Konsequenzen davon sind – werden wir später noch sehen.

Als nächstes schauen wir uns an, wie sich der Konsum von Fructose in den letzten paar Jahrhunderten entwickelt hat.

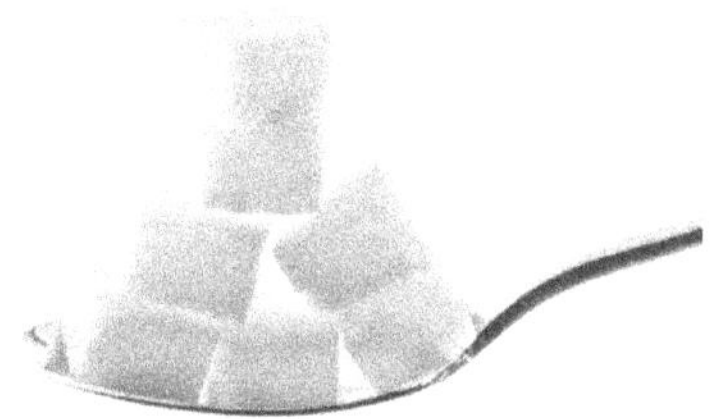

Zucker:

50% Fructose

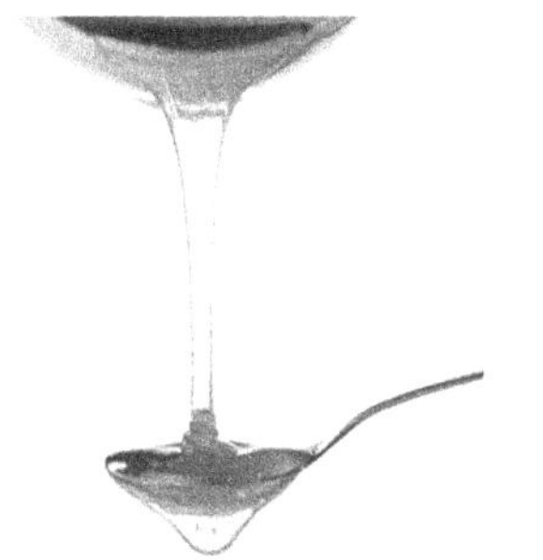

Fructose -Sirup:

42–90% Fructose
(meistens 55%)

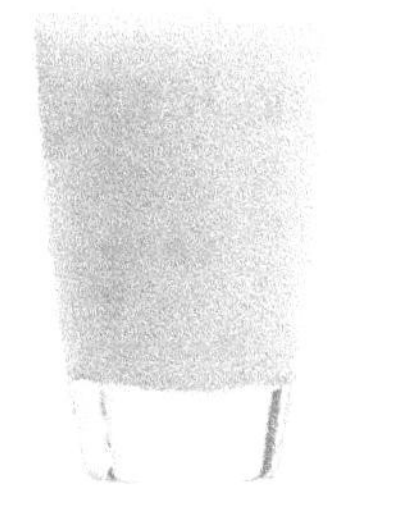

Früchte, Fruchtsäfte:

1–30% Fructose
(je nach Fruchtart)

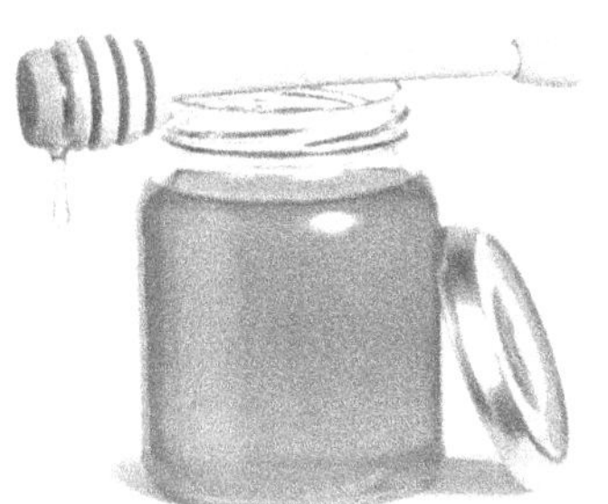

Honig:

Ca. 40% Fructose

3 Fructose in der Geschichte?

Der Fructose-Konsum hat seit ca. 1700 stetig zugenommen und ist im 19. und vor allem im 20. Jahrhundert geradezu explodiert.[9] Denn in dieser Zeit hat auch der Konsum von Zucker stetig zugenommen, und dieser besteht wie vorhin erwähnt zur Hälfte aus Fructose – deshalb ist er ja so süß.

Zucker war lange Zeit ein absolutes Luxusgut, das sich selbst reiche Leute nur in geringen Mengen leisten konnten. In der Kolonialzeit war Zuckerrohr eines der ersten und wichtigsten Anbauprodukte auf den karibischen Sklavenplantagen. Von dort aus wurde der verarbeitete Zucker per Schiff nach Europa und später in die USA gebracht.

Um 1800 verfügte Napoleon eine Kontinentalsperre, sodass britische Handelsschiffe keine Güter mehr nach Europa liefern konnten. Damit fiel auch der karibische Zucker-Nachschub aus.

Einige Jahre zuvor fanden Chemiker jedoch heraus, wie man Zucker auch aus Zuckerrüben gewinnen kann. Deshalb ließ Napoleon ab 1812 im großen Stil Zuckerrüben anbauen. Andere Länder folgten seinem Beispiel, und so wurde Fructose in Form von Zucker erstmals wesentlich leichter verfügbar und erschwinglich für die große Masse.[9]

Noch günstiger wurde Fructose erst ab 1970, als Wissenschaftler herausfanden, wie man Fructose durch chemische Umwandlung aus Getreidestärke gewinnen kann. Der daraus entstehende "High Fructose Corn Syrup" überflutete insbesondere die USA mit billiger Fructose.[7]

Europa beschränkte die Produktion von Fructose-Sirup vorerst auf rund fünf Prozent der Zuckerproduktion, um die Zuckerbauern zu schützen.[7] 2017 wird diese Beschränkung jedoch aufgehoben.

Das folgende Bild zeigt die Entwicklung des Zuckerkonsums in England von 1700 bis 1975 (helle Punkte) und die anschließende Steigerung in den USA durch Fructose-Sirup seit 1975 (dunkle Punkte). Die zweite Linie darunter zeigt die parallele Zunahme von Fettleibigkeit in den USA seit ca. 1900. Europa steht nicht viel besser da. Doch dazu später mehr.

Der Konsum von Fructose hat also seit 1700 um über 5000 Prozent oder mindestens 30 Kilogramm pro Kopf und Jahr zugenommen.[9] Das kann wohl kein anderes Molekül von sich behaupten!

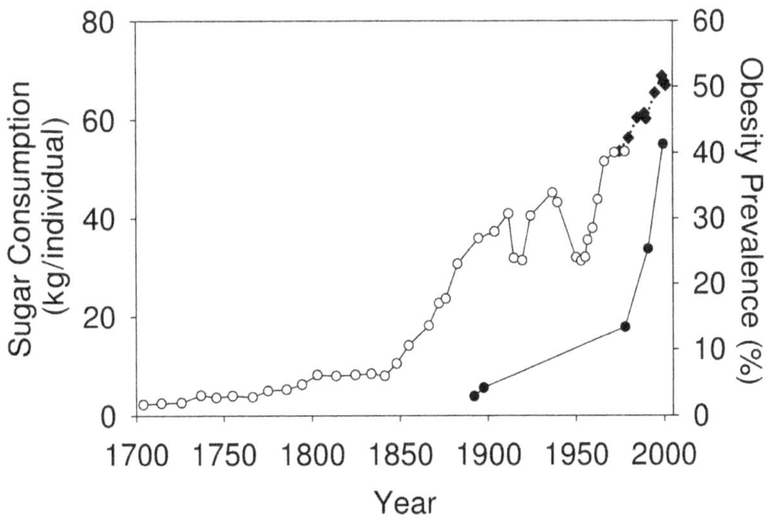

Zuckerkonsum und Fettleibigkeit (Johnson 2007)

4 Fructose im Darm?

Fructose wird im Darm nur passiv und langsam aufgenommen, denn unser Körper braucht keine zugeführte Fructose, um gesund zu funktionieren.[80]

Anders ist es mit der Glucose: Diese wird aktiv aus dem Darm aufgenommen und von allen Körperzellen für die Umwandlung in Energie verwendet. Tatsächlich ist unser Blutzucker nichts anderes als Glucose.

Weil der Konsum von Fructose in den letzten 150 Jahren jedoch so unglaublich stark zugenommen hat, ist der Dünndarm damit zunehmend überfordert: Er kann die viele Fructose nicht schnell genug aufnehmen. Deshalb wandert ein Teil der Fructose – je nach Person etwas mehr oder weniger – in den Dickdarm.[79]

In unserem Dickdarm befindet sich eine Vielzahl freundlicher Bakterien, die außerordentlich wichtig sind für eine gut funktionierende Verdauung. Es sind beinahe unglaublich viele Bakterien: Ihre Zahl wird auf rund hundert Billionen geschätzt[41] – das ist etwa zehn mal mehr, als der menschliche Körper Zellen hat, und rund 10 000 mal mehr, als es derzeit Menschen auf der Erde gibt.

Für einige dieser Bakterien ist die unerwartete Extra-Fructose ein richtiges Festmahl. Sie vermehren sich blitzschnell und produzieren allerlei Gase und Säuren. Diese führen bei vielen Menschen zu Blähungen und Durchfall. Wenn die Gase der Fructose-Bakterien in die Blutbahn gelangen, können sie weitere Nebenwirkungen hervorrufen – Mundgeruch und Kopfschmerzen gehören dabei noch zu den harmloseren.[80]

Tatsächlich ist die Fructose inzwischen zu einem der Hauptgründe für Verdauungsbeschwerden geworden: Rund 30 Prozent der Bevölkerung sind schon davon betroffen.[78,79] Viele tappen jedoch im Dunkeln und wissen nicht, dass sie die Ursache für ihre nachmittäglichen Blähungen jeden Morgen von Neuem mit einem Glas Orangensaft hinunterspülen.

Diese Verdauungsbeschwerden haben einen eigenen Namen erhalten und werden "Fructose-Malabsorption" genannt. Damit wird das eigentliche Problem jedoch verkannt, denn unser Darm war nie dafür gemacht, dauerhaft so viel Fructose aufzunehmen wie heutzutage konsumiert wird.[79] Dies hat einen guten Grund: Denn auch unser Stoffwechsel war nie darauf ausgelegt, täglich so viel Fructose zu verarbeiten wie heute üblich. Dazu mehr im nächsten Kapitel.

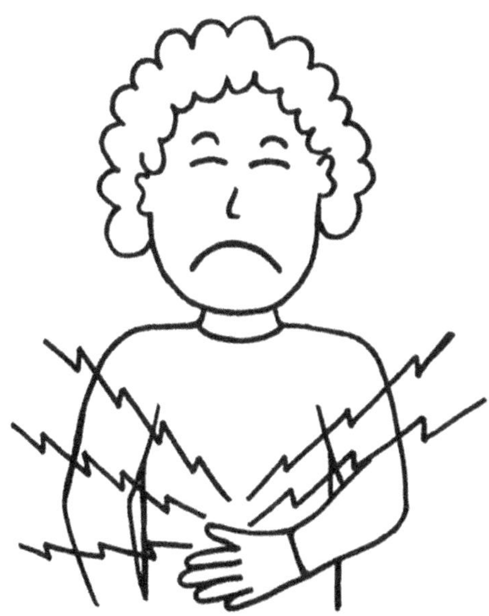

5 Fructose in der Leber?

Ein Teil der Fructose wird wie erwähnt vom Dünndarm aufgenommen und gelangt ins Blut. Jedoch können die meisten Körperzellen mit dieser Fructose nichts anfangen. Deshalb wird der Großteil von der Leber aufgenommen, unserer Stoffwechselzentrale.[16]

Die Leber wandelt die Fructose möglichst rasch um. Wenn der Energiespeicher der Leber leer ist, wird die Fructose größtenteils in Glycogen umgewandelt, das ist ein Speicher für Kohlenhydrate. Wenn der Energiespeicher der Leber aber bereits gut gefüllt ist, dann wird die Fructose mehrheitlich in **Leberfett** umgewandelt.[10,24,29] Dies ist heutzutage meistens der Fall, da wir unser Essen nicht mehr in den Wäldern jagen und sammeln müssen, sondern per Anruf eine Pizza bestellen können.

Wenn nun Tag für Tag zusätzliche Fructose aufgenommen wird, verfettet die Leber allmählich und büßt ihre Funktionsfähigkeit ein (sogenannte **Fettleber**).[20] Das ist ein ähnlicher Prozess, wie wenn jemand über lange Zeit zu viel Alkohol trinkt. Der wird nämlich auch in Leberfett umgewandelt.[16] Allerdings kann man nach einem Liter Cola noch problemlos Auto fahren.

Die Verfettung der Leber ist ein erster, wichtiger Risikofaktor für Stoffwechsel- und Herz-Kreislauf-Erkrankungen.[16] Doch neben den Fettteilchen entsteht in der Leber beim Abbau der Fructose noch etwas anderes, nämlich **Harnsäure**. Tatsächlich beginnt der Harnsäurespiegel im Blut schon wenige Minuten nach dem Konsum von Fructose zu steigen.[19]

In den Industrieländern hat sich der durchschnittliche Harnsäurespiegel während des 20. Jahrhunderts denn auch glatt verdoppelt[6,9] – mit unguten Folgen. Denn bleibt der Harnsäurespiegel über längere Zeit erhöht, können sich nadelförmige Harnsäure-Kristalle bilden und im Körper ablagern. Dies beschädigt nicht nur die Gelenke und führt zu **Gicht**, sondern verursacht auch einen Großteil der **Nierenschäden** . Erst dadurch wird die Regulierung von Salz und die Entgiftung des Bluts überhaupt zum Problem.[6,11]

Zudem blockiert Harnsäure die Aktivierung von Vitamin D in den Nieren, wodurch etwa die Aufnahme von Calcium aus dem Dünndarm reduziert wird. Dies dürfte ein Hauptgrund für die zunehmende **Osteoporose** sein[83,84,85] – da nützen alle Vitamin D Kapseln[81] und Sonnenstrahlen[82] nichts.

Weiter reduziert Harnsäure die Verfügbarkeit von Stickstoff-Oxid in den Endothelzellen auf der Innenseite der Blutgefäße.[9,19] Dadurch verlieren die Blutgefäße ihre Elastizität, was zu **Bluthochdruck** führt und das Risiko für Herz-Kreislauf-Erkrankungen deutlich ansteigen lässt.[6,9,11]

Schließlich beeinträchtigt die Harnsäure auch noch die Wirkung des Hormons **Insulin** – oft schon nach wenigen Wochen.[1,9,24] Insulin wird von der Bauchspeicheldrüse produziert, um den Blutzuckerspiegel zu regulieren. Steigt dieser nach einer Mahlzeit an, schüttet die Bauchspeicheldrüse ein wenig Insulin aus. Dies signalisiert den Körperzellen, dass sie etwas mehr Blutzucker aufnehmen sollen. Dadurch sinkt der Blutzuckerspiegel rasch wieder auf sein vorheriges Niveau ab. Dies ist entscheidend für das problemlose Funktionieren des Gehirns und der anderen Organe.

Ist die Wirkungsweise des Insulins durch die aus der Fructose produzierte Harnsäure gestört, funktioniert dieser Mechanismus jedoch nicht mehr richtig. Der Organismus entwickelt eine **Insulinresistenz:** Der Blutzuckerspiegel steigt zu hoch und normalisiert sich zu langsam. Das Risiko für Herz-Kreislauf-Erkrankungen nimmt dadurch weiter zu.[6]

Doch die Bauchspeicheldrüse hat noch ein Ass im Ärmel und produziert einfach mehr Insulin! Dadurch kriegt sie den Blutzuckerspiegel wieder in den Griff – vorerst wenigstens. Denn wenn täglich mehr Fructose aufgenommen und in Harnsäure umgewandelt wird, funktioniert die Wirkung des Insulins immer schlechter. Irgendwann muss die Bauchspeicheldrüse aufgeben und der Arzt diagnostiziert: **Diabetes.**[1,9,16] Und spritzt künstliches Insulin ins Blut.

Ein weiterer Effekt dieses Cocktails aus erhöhten Harnsäure-, Blutzucker-, Fettsäure- und Insulinwerten ist das rasante Wachstum von Fettzellen, insbesondere um die Organe in der Bauchregion. Dies führt zu **Übergewicht** und ohne Gegenmaßnahme letzten Endes zur **Fettleibigkeit.**[19,21,24]

Schließlich blockiert Fructose in der Leber und anderen Organen auch noch die Aktivierung der **Schilddrüsen-Hormone,** die zentral für den Energiestoffwechsel sind.[5] Die Folgen: **Chronische Müdigkeit** und **Antriebslosigkeit, Konzentrationsstörungen** sowie **Gewichtszunahme trotz Appetitlosigkeit..** Was für Tiere im Winterschlaf nützlich sein mag, ist für Millionen moderner Menschen zu einem ernsthaften Problem geworden.

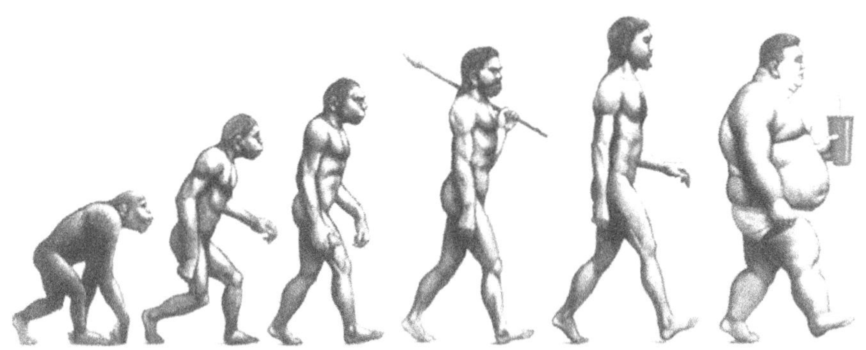

Homo Fructosis

6 Fructose und das Herz?

Die Leber sendet einen Teil des gespeicherten Fetts an andere Körperteile. Diese verwenden das Fett als Baustein für den Aufbau ihrer Zellen sowie zur Gewinnung und Speicherung von Energie. In der Blutbahn wird das Fett von sogenannten **Lipoproteinen** transportiert, das sind kleine Fetttröpfchen umhüllt von Proteinen.[8]

Dies ist der gleiche Transportmechanismus wie für Cholesterin, ein besonders wichtiges Fett, welches unverzichtbar ist für den Aufbau von Zellmembranen, Nervenzellen sowie verschiedener Hormone und Vitamin D.[13]

Während die Lipoprotein-Tröpfchen ihre wertvolle Fracht in den Blutbahnen transportieren, können sie jedoch von oxidierenden Substanzen angegriffen und beschädigt werden. Die oxidierten Lipoproteine werden rasch von speziellen Rezeptoren (genannt LOX-1) auf der Innenseite der Arterien erkannt und aus dem Verkehr gezogen. Immunzellen werden herbeigerufen, um die beschädigten Lipoproteine zu entfernen.[14,17]

Dies ist ein gewöhnlicher Reinigungsmechanismus und stellt normalerweise kein Problem dar – solange nicht zu viele Lipoproteine oxidiert werden! Denn in diesem Fall müssen die Immunzellen so viele beschädigte Lipoproteine verschlingen, dass sie sich in sogenannte Schaumzellen voller Fettpartikel verwandeln, eine Entzündung auslösen und schließlich den gefürchteten Plaque der **Atherosklerose** bilden. Bricht eine dieser Plaque-Stellen auf, kann dies die Blutbahn blockieren und zu einem **Herzinfarkt** oder **Schlaganfall** führen.[14]

Diese Erkrankungen haben in den letzten Jahrzehnten massiv zugenommen, und so drängt sich die Frage auf: Wieso oxidieren denn die Lipoproteine heutzutage so schnell?

Es stellt sich heraus, dass es ein süßes Molekül gibt, welches nicht nur die Bildung von gefährlichem Leberfett ankurbelt, die Funktionsweise der Blutgefäße beeinträchtigt und den Blutzuckerspiegel durch Insulinresistenz chronisch ansteigen lässt, sondern zudem Proteine rund zehnmal schneller beschädigt als Blutzucker: die Fructose.[16,25]

Damit ist klar, warum der tägliche Konsum von Zucker das Risiko einer tödlichen Herzkrankheit besonders stark ansteigen lässt.[101] Doch was ist mit dem Fett in unserer Ernährung?

Zu Beginn war das **Cholesterin** im Verdacht und es wurde vor dem Verzehr von Eiern gewarnt. Doch war dies ein Fehlalarm: Ein Zusammenhang mit Herzkrankheiten wurde nie gefunden.[13,23] Cholesterin ist nicht nur kein Problem, sondern sogar lebenswichtig für einen gesunden Körper – fehlt das Cholesterin in der Nahrung, muss es die Leber selbst herstellen.[13] Somit gehören Eier weiterhin zu den gesündesten und nahrhaftesten Lebensmitteln.[87]

Alsbald geriet das **gesättigte Fett** aus Fleisch, Milch, Butter und Käse in Verruf. Doch auch dies stellte sich als Irrtum heraus: Gesättigte Fette sind kein Risiko für Herzkrankheiten.[94,95]

Im Gegensatz dazu galten die **ungesättigten Fette** lange Zeit als besonders gesund. Hier muss jedoch genauer unterschieden werden: Tatsächlich haben einfach ungesättigte Fette wie Olivenöl und mehrfach ungesättigte Omega-3 Fette, etwa aus Fisch, eine schützende Wirkung. Man denke an die traditionelle mediterrane oder japanische Ernährung.[90] In der modernen westlichen Ernährung sind diese Fette jedoch eher rar.

Stattdessen stammt der Großteil der ungesättigten Fette aus industriell hergestellten Pflanzenölen – beispielsweise aus Soja, Mais, oder Raps.[89] Diese Pflanzenöle bestehen allerdings überwiegend aus Omega-6 mehrfach ungesättigten Fetten. **Omega-6 Fettsäuren** werden von unserem Immunsystem zur Aktivierung von Entzündungen genutzt, während Omega-3 Fettsäuren zur Hemmung von Entzündungen dienen.[90]

Aufgrund der zunehmenden Verbreitung von industriell hergestellten Pflanzenölen hat sich das Verhältnis zwischen Omega-6 und Omega-3 Fettsäuren während des letzten Jahrhunderts von einem gesunden Gleichgewicht (1:1) in ein massives Ungleichgewicht (15:1) verschoben.[98] Ein solches Ungleichgewicht kann im Körper zu **chronischen Entzündungen** und damit zu einer Verschlimmerung von Herz-Kreislauf-Erkrankungen führen.[89,90,93,97,98]

Omega-6 Pflanzenöle – etwa in Margarine – galten dennoch lange Zeit als gesund, da sie "die Cholesterinwerte senken".[94] Doch ist dies wirklich ein positiver Effekt? Bei genauerem Hinsehen reduzieren Omega-6 Pflanzenöle keineswegs die Produktion von Cholesterin in der Leber, sondern führen vielmehr dazu, dass die Lipoproteine schneller aus der Blutbahn entfernt werden.[91] Dies könnte jedoch eine Abwehrreaktion des Körpers sein: Denn Omega-6 Fette oxidieren wesentlich rascher als Fette aus Butter, Käse, Olivenöl und Fleisch – und belasten den Organismus damit zusätzlich.[89]

Schließlich wurden noch die **Transfette** beschuldigt, eine spezielle Art ungesättigter Fette.[15] Dabei besteht das Risiko für Herzkrankheiten jedoch nur bei künstlichen Transfetten aus Fertigprodukten und Frittieröl, nicht aber bei natürlichen

Transfetten aus Milch, Käse und Fleisch[3] – obschon beide den gleichen Effekt auf die Cholesterinwerte haben.[4] Einen wichtigen Unterschied gibt es jedoch: Im Gegensatz zu natürlichen Transfetten werden künstliche Transfette aus industriellen Pflanzenölen hergestellt. Zudem enthalten Produkte mit künstlichen Transfetten – etwa Donuts oder Pommes mit Cola – meist auch eine Menge Fructose.

Zusammenfassend lässt sich also sagen: Herz-Kreislauf-Erkrankungen werden weder von natürlichen Fetten noch von Eiern verursacht – wäre ja auch etwas seltsam angesichts der Tatsache, dass diese seit Jahrtausenden wertvolle Bestandteile der menschlichen Ernährung sind.

Die wirkliche Ursache sind chronische Entzündungen und eine Störung des Fettstoffwechsels, ausgelöst durch Fructose (und damit Zucker) in Kombination mit industriell hergestellten Omega-6 Pflanzenölen, wie sie insbesondere in verarbeiteten Lebensmitteln gefunden werden.[2,5,8,21,26,28,90,93,97,101]

Und wie erklären sich die teilweise erhöhten Cholesterinwerte bei Herz-Kreislauf-Erkrankungen? Die neuere Forschung hat gezeigt, dass die erhöhten Cholesterinwerte in Wirklichkeit nicht die Ursache, sondern die Folge der chronischen Entzündungen und Stoffwechselprobleme sind.[92,100]

Tatsächlich dürften die oftmals verschriebenen Statin-Medikamente denn auch nicht so sehr durch die Senkung des Cholesterins wirken, als vielmehr durch den Schutz der Lipoproteine vor Oxidation[99] und die Entspannung der gestressten Blutgefässe[96] – ohne Fructose und einem Zuviel an Omega-6 Fettsäuren würde es freilich gar nicht erst so weit kommen.

7 Fructose in den Zellen?

Außer in der Leber nehmen die meisten Körperzellen wie erwähnt keine Fructose aus dem Blut auf. Inzwischen wissen wir auch, warum dem so ist: Fructose reagiert rund zehnmal schneller mit Proteinen als Blutzucker und würde die Zelle dadurch beschädigen.[8,16,25,26,28]

Es gibt jedoch eine Situation, in der selbst gesunde Körperzellen Fructose bilden müssen: Wenn der Blutzuckerspiegel chronisch zu hoch liegt. Und das geschieht bekanntlich insbesondere dann, wenn die Wirkung des Insulins blockiert ist – typischerweise durch eine erhöhte Konzentration an Harnsäure, wie sie die Leber bildet bei der Umwandlung von Fructose.[12]

In diesem Fall steigen also die Insulin- und Blutzuckerspiegel an und einige Zellen nehmen zu viel Glucose aus dem Blut auf. Diese muss weg und wird von der Zelle über den sogenannten **Polyol-Pfad** in den Zuckeralkohol Sorbitol und schließlich in Fructose umgewandelt.[12] Während normalerweise nur rund drei Prozent der Glucose über den Polyol-Pfad in Fructose umgewandelt werden, können es bei Insulinresistenz dreißig Prozent und mehr sein.[30] Damit steigt die Fructose-Konzentration in der Zelle natürlich an.

Dies ist jedoch gleich doppelt ungünstig: Denn einerseits greift die Fructose wie erwähnt die Zellproteine an, und andererseits werden der Zelle bei der Umwandlung von Glucose in Fructose wichtige Moleküle entzogen (wie z.B. NADPH), die sie eigentlich für die Bekämpfung von oxidativem Stress und Zellschäden bräuchte.[30] Der Überschuss an Entzündungs-fördernden Omega-6 Fettsäuren in der modernen Ernährung verstärkt diesen Effekt noch.[89,93,98]

Dadurch werden insbesondere die sogenannten Mitochondrien beschädigt. Mitochondrien sind gewissermaßen die Kraftwerke unserer Zellen: Sie sind für die Zellatmung und Energieproduktion zuständig. Gerät die Zellatmung ins Stocken, signalisieren die Mitochondrien dem Zellkern über den sogenannten Retrograd-Mechanismus umgehend, dass es Probleme gibt.[74]

Die Zelle stellt ihren Energiestoffwechsel daraufhin in einen Notfall-Modus namens aerobe Glykolyse um, der unabhängig von den Mitochondrien funktioniert. Bleibt die Atemnot der Zelle jedoch über längere Zeit bestehen, führt dies zu einer Destabilisierung des Zellkerns, einer Störung der Zellteilung und rasant zunehmenden Genmutationen: Dies ist der Beginn nahezu aller Formen von **Krebs**.[74,76]

Ein weiterer Effekt kommt hinzu: Insulin steuert den Blutzuckerspiegel nämlich durch die Aktivierung einer Gruppe von Enzymen namens PI3K. Nun ist PI3K gleichzeitig auch verantwortlich für die Steuerung des Wachstums von Zellen. Ist der Insulinspiegel aufgrund der Wirkungen der Fructose chronisch erhöht, führt dies zu einer konstant gesteigerten Aktivität von PI3K. Dadurch wird das Zellwachstum ununterbrochen angekurbelt – genau wie es in Krebstumoren beobachtet wird.[67,69]

Ist ein Krebswachstum erst einmal in Gang gekommen, bilden manche Krebszellen spezielle Fructose-Transporter namens GLUT5 aus, um an zusätzliche Fructose für das weitere Krebswachstum heranzukommen.[75,77]

Nun gibt es noch einige andere Gründe, die zu oxidativen Schäden, einer Störung der Zellatmung und damit zu genetischer Instabilität führen können. So spielen beim Hautkrebs die UV-Strahlung und beim Lungenkrebs das Rauchen eine wichtige Rolle. Auch Infektionen und seltene Erbkrankheiten können Auslöser sein.[74] Doch der am weitesten verbreitete Risikofaktor für Entstehung und Wachstum zahlreicher Krebsarten dürfte sich in unserer modernen Ernährung befinden: Fructose.[70,71,72]

Besonders wehrlos gegen die Zuckerflut sind dabei unsere **Nervenzellen**. Denn bei diesen wird die Aufnahme von Blutzucker nicht durch Insulin reguliert. Nervenzellen nehmen allen Blutzucker auf, den sie kriegen können.[30] Das war einmal ein cleverer Trick der Evolution. Denn so hatte das Gehirn auch in Zeiten knapper Nahrung noch genügend "Treibstoff", während der restliche Körper schon auf "Sparflamme" schaltete.

Heute ist dies leider zu einer Falle geworden. Sobald die Blutzuckerregulation aufgrund der Fructose außer Kontrolle geraten ist, nehmen die Nervenzellen zu viel Blutzucker auf und wandeln ihn in Sorbitol und Fructose um, mit den gleichen Auswirkungen wie oben beschrieben.

Das ist auch der Grund, weshalb Insulin-resistente Personen und Diabetiker nicht nur ein erhöhtes Krebsrisiko haben, sondern zudem sehr anfällig für Nervenschäden sind (**diabetische Neuropathie**).[30,71]

Doch ist dies nur einer der Wege, auf denen die Fructose für Unheil in den Nervenzellen und im Gehirn sorgt. Dazu mehr in den folgenden Kapiteln.

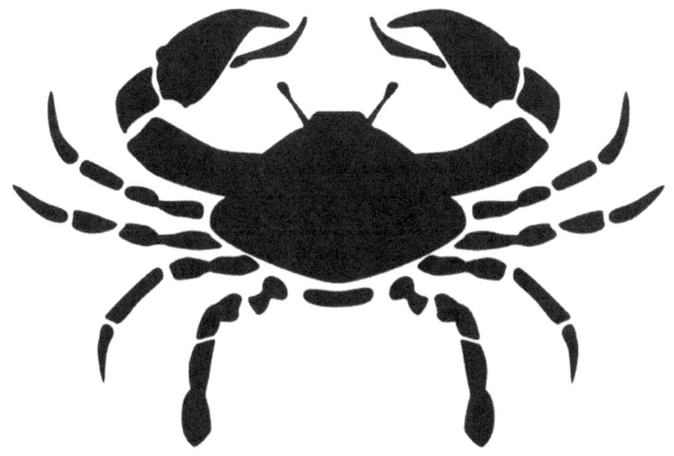

Fructose: Treibstoff für Krebszellen

8 Fructose und Bakterien?

Die Menschheit hat ihre Ernährung über die letzten knapp 300 Jahre umgestellt von sehr wenig Fructose (wenige Gramm pro Tag, insbesondere in Gemüse und seltener in reifen Früchten) auf besonders viel Fructose (50 bis 100 Gramm und mehr pro Tag, insbesondere in Form von Zucker, High Fructose Corn Syrup und Fruchtsäften).[9]

Dabei hat die Menschheit ein gewaltiges Experiment mit den rund 100 Billionen Bakterien in ihrem Darm veranstaltet. Und damit unweigerlich auch mit sich selbst.

Denn während Jahrmillionen lebten diese Bakterien hauptsächlich von der Fermentation langkettiger Kohlenhydrate sowie einigen Eiweißen aus der Nahrung des Menschen und seiner direkten Vorfahren. Erst seit knapp 300 Jahren ist dieser Mix mit einer stetig zunehmenden Menge an süßer Fructose angereichert. Einige Bakterien profitierten davon, andere verloren dabei. Der größte Verlierer war jedoch unser Körper: Dieser hatte keine Zeit, sich auf die bakteriellen Gewinner des großen Fructose-Experimentes vorzubereiten.

Da wäre etwa das Bakterium **S. mutans** (Streptococcus mutans). Es ernährt sich zwar auch von Glucose, woraus es einen klebrigen Stoff erzeugt, mit dem es sich an die menschlichen Zähne haftet und Plaque bildet. Doch erst aus Fructose erzeugt es eine ausreichende Menge an Milchsäure, die den Zahnschmelz Schicht für Schicht auflöst. S. mutans ist der Hauptgrund für **Karies**. Seine Leibspeise ist Zucker, da dieser je ein Molekül Glucose und Fructose liefert.[37]

Dass Zucker und Fructose inzwischen schon zuhauf im Babybrei zu finden sind, dürfte auch der Bildung von gesunden Kinderzähnen nicht gerade förderlich sein. Vielmehr könnte dies zur inzwischen weitverbreiteten **MIH-Erkrankung** (Molaren-Inzisiven-Hypomineralisation) führen, bei der die Kinderzähne zu wenig mineralisiert sind und teilweise schon kurz nach ihrem Erscheinen zerbröseln. S. mutans und andere Bakterien wurden in den Dentinkanälchen der geschädigten Zähne auf jeden Fall bereits identifiziert.[36]

Einige Kaugummis enthalten den Zuckeraustauschstoff Xylitol (auch Xylit oder Birkenzucker genannt), der vorbeugend gegen Karies wirkt. Das geht so: Xylitol gelangt auf einem der drei Transportwege der Fructose in das Karies-Bakterium S. mutans. Drinnen angekommen, blockiert es den Energie-Stoffwechsel des Bakteriums, sodass dieses verhungert. Die cleveren Bakterien lassen sich dies jedoch nicht bieten und schalten diesen Fructose-Xylitol Transportweg durch eine Mutation einfach ab! Deshalb findet man im Mund von Personen, die regelmäßig Xylitol benutzen, nach einer gewissen Zeit nur noch Xylitol-resistente S. mutans Bakterien. Quasi als Nebeneffekt davon können diese Bakterien jedoch auch die Fructose weniger gut verwerten, sodass sie nicht mehr so viel Milchsäure produzieren und folglich die Kariesgefahr abnimmt.[50]

Doch es gibt noch weitere Gewinner unter den Bakterien. Da wäre etwa das Darmbakterium **C. difficile**. Es hat sich in den letzten 30 Jahren stark verbreitet und verursacht **schwere Durchfälle**.

Es heißt "difficile", weil es so schwierig war, das Bakterium außerhalb des Darmes zu züchten. Das funktionierte erst, als man zur Nährlösung eine Portion Fructose hinzufügte. C. difficile ernährt sich von Fructose – und davon erhält es in jüngster Zeit mehr als genug.[42]

Auch das Bakterium **P. gingivalis** gehört zu den großen Profiteuren. Es konnte sich nämlich kaum von Glucose ernähren und blühte erst in der Fructose-Flut auf.[31,38,51] P. gingivalis ist an mindestens zwei chronischen Erkrankungen beteiligt: An Entzündungen des Zahnfleisches und Kieferknochens (**Parodontitis**) sowie an den Gelenkentzündungen bei der **rheumatoiden Arthritis.** Dabei greift das Immunsystem Proteine des eigenen Körpers an, die von einem Enzym beschädigt wurden, welches einzig P. gingivalis herstellt.[51] Tatsächlich ist die rheumatoide Arthritis denn auch erst im 19. Jahrhundert aufgetreten – eben seit genügend Zucker und damit Fructose konsumiert wird.[46]

Zudem findet sich P. gingivalis vermehrt in Patienten mit Atherosklerose, Fettleibigkeit oder Diabetes – alles Erkrankungen, die von der Fructose ausgelöst werden.[31] Zuletzt wurden P. gingivalis und andere Bakterien aus dem Mundraum sogar in den Gehirnen von Menschen mit **Alzheimer** entdeckt.[61,65] Dies erklärt auch, warum sich in den betroffenen Gehirnzellen sogenannte beta-amyloid Peptide ablagern: Das sind Antikörper, die das Immunsystem speziell gegen Mikroben wie P. gingivalis bildet.[63,64] Zudem hängt Alzheimer so eng mit einer Insulin-Resistenz zusammen, dass die Erkrankung auch schon "Typ 3 Diabetes" genannt wird[59,60,63] – ein Klassiker aus dem Repertoire der Fructose.[57,66]

Im Falle der Parodontitis zeigte sich jedoch, dass P. gingivalis meist im Duett mit einem anderen Bakterium auftritt, nämlich **F. nucleatum**. F. nucleatum kann zwar Glucose verstoffwechseln, aber nur langsam und unvollständig. Viel besser ernährt es sich von Fructose.[53] Nun ist F. nucleatum ein berüchtigtes Keimchen, das bei zahlreichen Infektionen insbesondere im Rachen-, Brust- und Darmbereich anzutreffen ist.

Beispielsweise finden sich bei Patienten mit akuter **Bronchitis** deutlich mehr Antikörper des Immunsystems gegen F. nucleatum.[34] Und es wird zunehmend deutlich, dass zahlreichen **Allergien** eine veränderte Zusammensetzung der Darm- und Atemwegs-Bakterien vorausgeht.[40,41,48]

Dies trifft auch auf **Asthma** zu, das sich in den letzten Jahrzehnten stark verbreitet hat und eng mit Stoffwechsel-Erkrankungen wie Diabetes und Fettleibigkeit korreliert.[33,39] Mit "verbesserter Hygiene" – der klassischen Erklärung für die Zunahme von Allergien[47] – haben diese nichts zu tun. Mit Fructose sehr wohl. Und die findet sich heute schon im Babybrei und im Kinderfrühstück zuhauf.

Zusammen mit P. gingivalis wurde F. nucleatum aber nicht nur in entzündetem Zahnfleisch gefunden, sondern auch in erhöhter Konzentration im Gewebe von **Darmkrebs**.[67,72] Ob dieser nun aufgrund von Fructose-induzierter Zellteilung entsteht, oder durch die Fructose-Bakterien und ihre Stoffwechselprodukte hervorgerufen wird, wird sich noch zeigen.

Auch die **Multiple Sklerose** – die sich ebenfalls zusammen mit der westlichen Ernährung verbreitet hat[32] – wird mit den Darmbakterien in Verbindung gebracht.[32,52] Konkret steht das Bakterium **C. perfringens** im Verdacht, eine Immunreaktion auszulösen, die zu einer Schädigung der Nerv-umhüllenden Myelin-Schicht führt.[46] Experimente zeigten, dass sich auch C. perfringens mit Fructose besonders schnell vermehrt.[49]

Ein anderes Bakterium profitiert indirekt von der Fructose: **Helicobacter pylori** , der Verursacher von **Magenschleimhautentzündungen (Gastritis) sowie Magen- und Darmgeschwüren.** H. pylori überlässt die meisten Kohlenhydrate den anderen Bakterien. Dafür kann H. pylori Energie aus Wasserstoff-Gas (H_2) gewinnen, welches jene Bakterien produzieren.[44] Und welches Molekül ist die ultimative "Wasserstoff-Bombe" im Darm? Genau: Fructose. Tatsächlich macht der Arzt nichts anderes als einen Wasserstoff-Atemtest, um eine "Fructose-Malabsorption" festzustellen.[80]

Doch Fructose hat noch eine weitere negative Auswirkung auf den Darm: Die kontinuierliche Aufnahme von Fructose führt nämlich zu einer chronischen Entzündung der Darmschleimhaut, wodurch diese schon nach kurzer Zeit durchlässiger wird. Dadurch können Nahrungsbestandteile wie etwa Gluten in den Organismus gelangen und eine Reaktion des Immunsystems auslösen.[10]

Und so war es nur noch eine Frage der Zeit, bis das **Reizdarmsyndrom, mysteriöse Autoimmun-Erkrankungen und diverse Allergien** zunehmen mussten. Willkommen im Zeitalter der Fructose!

Lassen Sie uns dieses Kapitel mit einem letzten Anwärter auf den Fructose-Preis abschließen. Es ist ein Bakterium, das insbesondere Jugendlichen und junge Erwachsenen zu schaffen macht: **P. acnes**, der Auslöser von Pickeln bei typischer **Akne**. Wenn zu viel Sebum produziert wird (die ölige Substanz in der Haut) und keratinisierte (verhornte) Hautzellen die Poren verstopfen, ist P. acnes zur Stelle um eine Entzündung auszulösen.[35]

Nun werden sowohl die Produktion von Sebum wie auch das Wachstum und die Keratinisierung (Verhornung) von Hautzellen durch ein Hormon namens insulin-like growth factor 1 (IGF-1) im Zusammenspiel mit androgenen Sexualhormonen beschleunigt. Dies ist übrigens der Grund, warum die Akne meist in der Pubertät beginnt.[35]

Die Produktion von IGF-1 und Androgenen wiederum wird durch Insulin stimuliert.[35,48] Nun wissen wir aus Kapitel 5, dass der Insulinspiegel chronisch erhöht ist, wenn der Organismus eine Insulinresistenz entwickelt hat – herbeigeführt etwa von der Harnsäure, wie sie die Leber herstellt beim Abbau von... Fructose.

Auf diese Art kann Fructose eine Hormon-Kaskade auslösen, die letzten Endes zur Verstopfung und Entzündung der Hautporen führt und Akne verursacht.

Wenig überraschend ist Akne – genauso wie alle anderen in diesem Booklet beschriebenen Krankheiten – denn auch nahezu unbekannt in indigenen Bevölkerungen – solange diese nicht die westliche, Fructose-reiche Ernährung übernommen haben.[35]

Zu guter Letzt ist es denkbar, dass die Wirkungskette von der Fructose über Harnsäure und Insulin zu den Sexualhormonen auch daran beteiligt ist, dass Kinder in den Industrieländern während des letzten Jahrhunderts immer wie früher geschlechtsreif geworden sind.

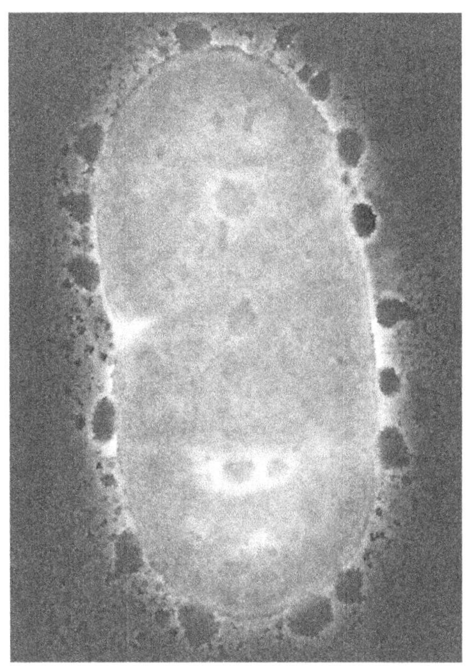

P. gingivalis, eines der Fructose-Bakterien, auf die unser Immunsystem nicht vorbereitet war.

9 Fructose in Früchten?

Der Fructose-Gehalt von Früchten hängt stark von der Fruchtart ab. Er reicht von nahezu null (Avocado und Oliven) über knapp 10 Gramm in einem süßen Apfel bis zu rund 30 Gramm in getrockneten Feigen, Datteln oder Rosinen (immer pro 100 Gramm Frucht).[87]

Wilde Früchte enthalten meist bedeutend weniger Fructose als gezüchtete Früchte.[86] Wer schon einmal in einen wilden Apfel gebissen hat, weiß, dass dieser meist nicht besonders süß, sonder eher sauer schmeckt.

Noch 1950 enthielt auch ein gezüchteter Apfel durchschnittlich nur rund 7 Gramm Zucker pro 100 Gramm. Heute sind es schon 10 bis 14 Gramm, eine Zunahme um ganze 50 bis 100 Prozent![86] Denn gezüchtete Früchte werden nun mal so ausgewählt, dass sie möglichst süß, groß und glänzend sind – verkauft sich einfach besser.

Bevor es Monokulturen, Treibhäuser, Kühllager und Äpfel aus Neuseeland gab, waren reife Früchte einmal etwas Kostbares. Vor noch nicht allzu langer Zeit war eine süße Banane in Europa und den USA etwas Außergewöhnliches. Die meisten wilden Bananensorten schmecken übrigens nicht besonders süß, sondern eher wie Kartoffeln.

Schließlich sind da noch die Nahrungsfasern in einer Frucht (nicht jedoch in Säften), wodurch die Fructose langsamer freigesetzt und vergleichsweise rasch ein Sättigungsgefühl erreicht wird. Zudem enthalten frische Früchte verschiedene anti-oxidative Substanzen, die einige der schädlichen Wirkungen der Fructose wenigstens teilweise abmindern können.[11]

Was ist mit den Äffchen, die doch so gerne Früchte mögen? Wenn ein Äffchen in der Wildnis eine reife Frucht ergattern möchte, muss es – anders als der moderne Mensch – auf Bäume klettern und sich gegen Mitbewerber durchsetzen. Deshalb wird die meiste Fructose zum Auffüllen der Energiespeicher verwendet – und nicht in Leberfett umgewandelt. Zudem besitzen die meisten Äffchen im Gegensatz zu uns Menschen ein spezielles Enzym (Uricase), mit dem sie die Harnsäure abbauen können.[9] Dennoch füttern viele Zoos ihren Affen inzwischen keine Bananen mehr: zu viel Zucker (ca. 15 Gramm).[87]

Zusammenfassend lässt sich also sagen, dass Früchte sicherlich Vitamine und weitere gesunde Nährstoffe enthalten. Doch selbst mit Früchten kann man eine Fructose-Überdosis abbekommen, besonders mit den modernen, speziell süß gezüchteten Früchten. Noch leichter geht es freilich mit Fruchtsäften. Mit einem halben Liter Orangen- oder Apfelsaft verabreicht man sich bereits bis zu 50 Gramm Fructose – zugesetzter Zucker nicht inbegriffen. Für die täglichen Vitamine ist Gemüse deshalb die sicherere Wahl.

Einige mögen sich auch daran erinnern, warum Adam und Eva ursprünglich aus dem Paradies vertrieben wurden...

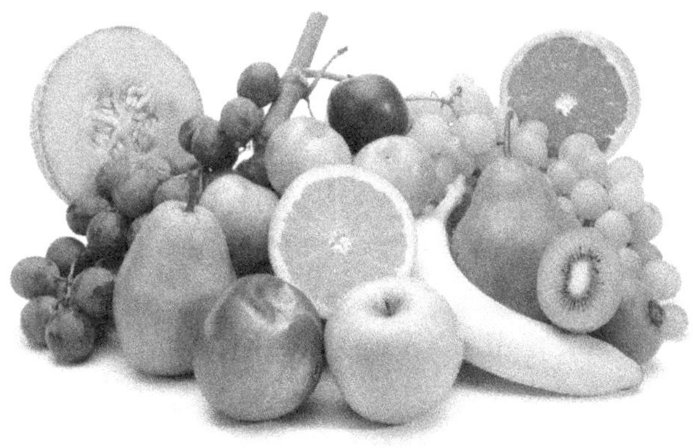

10 Fructose im Gehirn?

Es gibt einen ganz bestimmten Grund, warum die Fructose so viele Menschen so lange überlisten konnte: Sie macht süchtig. Und das nicht zu knapp.

Im ersten Kapitel haben wir gesehen, dass Fructose der bei weitem süßeste natürliche Zucker ist – mehr als dreimal so süß wie die harmlose Glucose. Und diese Süße löst im Gehirn ein wahres Feuerwerk aus: Es wird kräftig **Dopamin** ausgeschüttet, der Botenstoff für Belohnung.[56] Eine reife Frucht war vor nicht allzu langer Zeit ja tatsächlich auch eine echte Belohnung – also am besten mehr davon!

Tatsächlich zeigte sich, dass Fructose gleichviel oder sogar noch mehr Dopamin aktiviert als der Konsum eines anderen weißen Stoffes: Kokain.[58] Freilich haben künstliche Süßstoffe den gleichen Effekt: Sie sind meist noch süßer als die Fructose. Die gute Nachricht: Wie vom Kokain, so kann auch eine Abhängigkeit vom Zucker überwunden werden.

Bei Kindern mit **ADHS** funktioniert die Signalisierung mit Dopamin und damit die Fokussierung der Aufmerksamkeit nicht mehr richtig: Der Mechanismus wurde durch die tägliche Ladung Fructose überbeansprucht und reduziert in der Folge seine Sensitivität.[56] Und wenn das arme Kind dann doch einmal eine Aufgabe richtig gelöst hat, erhält es als Belohnung natürlich etwas... Süßes.

Bei **Parkinson** sterben die Dopamin-Neuronen, die auch an der Initiierung und Kontrolle von Bewegungen beteiligt sind, dann ganz ab. Parkinson und ADHS sind beide mit einem erhöhten Risiko für Diabetes verknüpft. Bei Parkinson-Patienten ist zudem der Vitamin-D-Spiegel erheblich reduziert – auch dies bekanntlich eine Auswirkung der Fructose.[54,62]

Ein weiter Aspekt im Zusammenhang mit unserem Gehirn ist die Tatsache, dass manche Menschen konstant mehr essen, als ihr Körper eigentlich benötigt. Warum stellt sich bei ihnen kein Sättigungsgefühl ein?

Das **Hunger- und Sättigungsgefühl** wird von einem ausgefeilten System aus Hormonen reguliert (u.a. Insulin, Leptin und Ghrelin). Allerdings gibt es ein Molekül in unserer Nahrung, das dieses System überlisten und ausschalten kann: Die Fructose. Sie fliegt unter dem Radar hindurch und löst keinen Sättigungsalarm aus, sondern verlangt nach noch mehr.[16,55] In der Evolution war das durchaus clever – heute ist es eine Falle.

Damit ist auch klar, warum **Sport**, **Diäten** und **Kalorien-Zählen** keine effektiven Lösungen sein können. Ein gesunder Körper gleicht Energiezufuhr und Energieverbrauch automatisch aus, zum Beispiel durch die Steuerung der Körpertemperatur. Erst wenn er von einer Substanz abhängig wird, verliert er die Kontrolle. Diese Substanz ist Fructose (sowie künstliche Süßstoffe). Die meisten Menschen hören nicht auf, sich zu bewegen, und werden darum dick – sie werden dick, weil sie süchtig sind, und haben dann keine Lust mehr auf Bewegung.[18,22]

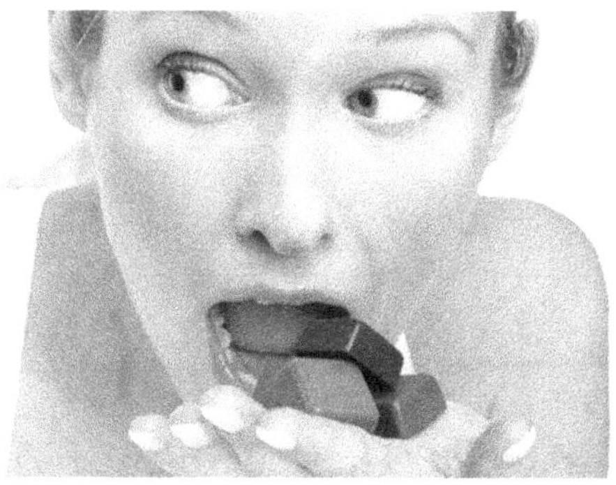

11 Zusammenfassung

Unser Körper versucht sich bis zum Schluss anzupassen oder zu wehren, doch irgendwann muss er den Kampf gegen die tägliche Ladung Fructose aufgeben. Dies sind die Folgen:

1. Beschädigung von (Lipo-) Proteinen (Glycation): Zellschäden, Entzündungen, Atherosklerose

2. Umwandlung in Leberfett und Harnsäure, Blockierung von Insulin, Vitamin D und Schilddrüsen-Hormonen: Fettleber, Insulinresistenz, Diabetes, Fettleibigkeit, Gicht, Herz-Kreislauf-Erkrankungen, Osteoporose, Beschädigung von Nervenzellen, Müdigkeit

3. Steigerung von Glucose-Aufnahme, Polyol-Pfad und Zellwachstum: Zahlreiche Krebsarten, Zellschäden bei Diabetes, Alzheimer und Parkinson

4. Immunreaktion auf Fructose-Bakterien und ihre Stoffwechselprodukte in Mund, Darm, Atemwegen und Gehirn: Parodontitis, rheumatoide Arthritis, Multiple Sklerose und andere Autoimmun-Erkrankungen, Alzheimer, verschiedene Allergien, Asthma

5. Reaktion des Darmes auf Fructose-Bakterien: Reizdarmsyndrom, "Fructose Malabsorption", C. Difficile Durchfall

6. Überlastung der Dopamin-Signalisierung: ADHS

7. Entzündungen in den Hautporen: Akne

8. Milchsäure-Produktion von Bakterien im Mund: Karies

9. Vermutlich weitere, noch nicht entdeckte Wirkungen

Fazit:
Zivilisationskrankheiten sind Fructose-Krankheiten.

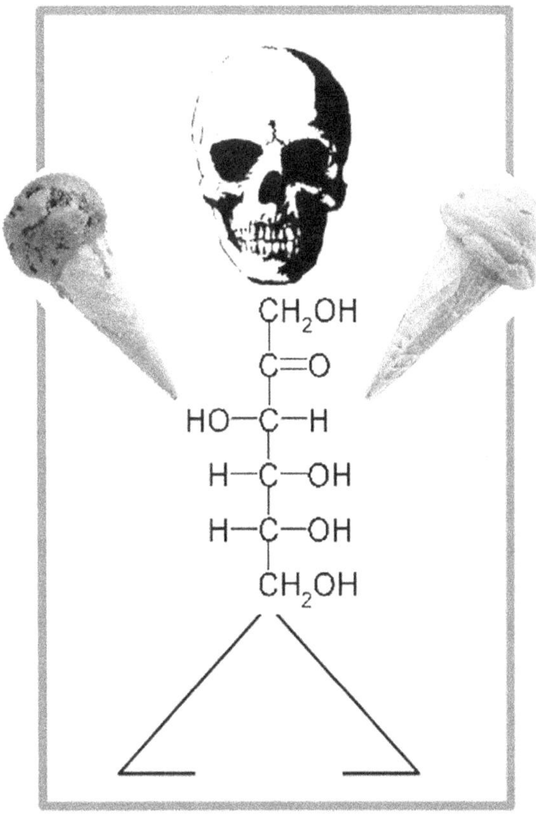

Das Fructose-Monster: Von den kolonialen Zuckerplantagen und dem "Dreieckshandel" zum Fructose-Molekül, der modernen Ernährung und dem süßen Tod.

12 Das ist ja fructerlich!

Nun kennen Sie die bittere Wahrheit über die süße Fructose. Sie wissen, wie die Fructose sämtliche modernen "Zivilisationskrankheiten" praktisch im Alleingang verursacht hat – und dass sie eine starke Suchtwirkung entfaltet.

Was Sie mit diesem Wissen tun, bleibt Ihnen überlassen.

Wenn Sie gesund bleiben – oder werden – möchten, versuchen Sie es doch mal ohne Fructose. Sie werden überrascht sein, um wie viel dies Ihre Lebensqualität verbessern kann.

Fructose findet sich insbesondere in Produkten mit Zucker (50% Fructose) oder Fructose-Sirup (meistens 55% Fructose) sowie in Honig (ca. 40%), Früchten und Fruchtsäften (1–30%, je nach Sorte). Frische Früchte enthalten auch wertvolle Inhaltsstoffe – doch genießen Sie sie in Maßen, wenn Sie eine Fructose-Überdosis vermeiden wollen.

Und falls Sie beim Lesen dieses Büchleins durstig geworden sind: Gönnen Sie sich doch einen köstlichen Schluck Wasser oder Tee – natürlich ohne Zucker... ;-)

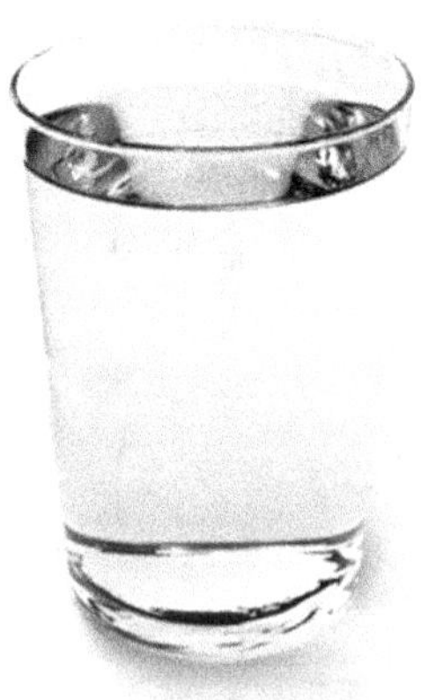

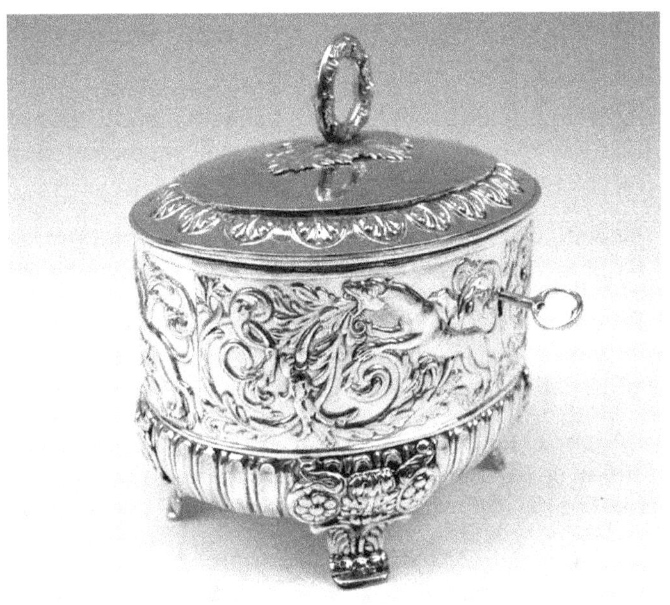

Eine Zuckerdose aus dem 19. Jahrhundert mit...
Schlüssel.

Den Schlüssel für Ihre Gesundheit
halten Sie bereits in den Händen.

13 Wissenschaftliche Referenzen

A. Metabolisches Syndrom (inklusive Fettleibigkeit, Diabetes und Herz-Kreislauf-Erkrankungen)

1. Aeberli, I. et al (2013): Moderate amounts of fructose consumption impair insulin sensitivity in healthy young men: a randomized controlled trial. Diabetes Care.

2. Aeberli, I. et al (2007): Fructose intake is a predictor of LDL particle size in overweight schoolchildren. American Journal of Clinical Nutrition.

3. Bassett, CMC et al (2010): Dietary Vaccenic Acid Has Antiatherogenic Effects in LDLr−/− Mice. Jounral of Nutrition.

4. Brouwer, IA et al (2010): Effect of animal and industrial trans fatty acids on HDL and LDL cholesterol levels in humans - a quantitative review. PLOS ONE.

5. De Jong, M. et al (1994): T4 uptake into the perfused rat liver and liver T4 uptake in humans are inhibited by fructose. American Journal of Physiology.

6. Feig, D. et al (2008): Uric Acid and Cardiovascular Risk. New England Journal of Medicine.

7. Goran, MI et al (2012): High fructose corn syrup and diabetes prevalence: A global perspective. Global Public Health Journal.

8. Hollenbeck, CB (1993): Dietary fructose effects on lipoprotein metabolism and risk for coronary artery disease. American Journal of Clinical Nutrition.

9. Johnson, RJ et al (2007): Potential role of sugar (fructose) in the epidemic of hypertension, obesity and the metabolic syndrome, diabetes, kidney disease, and cardiovascular disease. American Journal of Clinical Nutrition.

10. Johnson, RJ et al (2013): Methods for Fructanase and Fructokinase Inhibition. United States Patent Application 20130195886.

11. Khitan, Z et al (2013): Fructose: A Key Factor in the Development of Metabolic Syndrome and Hypertension. Journal of Nutrition and Metabolism.

12. Lanaspa, MA et al (2013): Endogenous fructose production and metabolism in the liver contributes to the development of metabolic syndrome. Nature Communications.

13. Lecerf, JM et al (2011): Dietary cholesterol: from physiology to cardiovascular risk. The British Journal of Nutrition.

14. Libby, P. (2006): Inflammation and cardiovascular disease mechanisms. American Journal of Clinical Nutrition.

15. Lopez-Garcia, E. et al (2005): Consumption of Trans Fatty Acids Is Related to Plasma Biomarkers of Inflammation and Endothelial Dysfunction. Journal of Nutrition.

16. Lustig, RH (2010): Fructose: metabolic, hedonic, and societal parallels with ethanol. Journal of the American Dietetic Association.

17. Mehta, JL et al (2006): Lectin-like, oxidized low-density lipoprotein receptor-1 (LOX-1): a critical player in the development of atherosclerosis and related disorders. Cardiovascular Research.

18. Metcalf, BS et al (2011): Fatness leads to inactivity, but inactivity does not lead to fatness: a longitudinal study in children. Archives of Disease in Childhood.

19. Nakagawa, T. et al (2006): A causal role for uric acid in fructose-induced metabolic syndrome. American Journal of Physiology - Renal Physiology.

20. Ouyang, X et al (2008): Fructose consumption as a risk factor for non-alcoholic fatty liver disease. Journal of Hepatology.

21. Pollok, NK et al (2012): Greater Fructose Consumption Is Associated with Cardiometabolic Risk Markers and Visceral Adiposity in Adolescents. Journal of Nutrition.

22. Pontzer, H. et al (2012): Hunter-Gatherer Energetics and Human Obesity. PLOS ONE.

23. Ravnskov, U. (2002): Is atherosclerosis caused by high cholesterol? QJM International Journal of Medicine.

24. Stanhope, KL et al (2008): Fructose consumption: potential mechanisms for its effects to increase visceral adiposity and induce dyslipidemia and insulin resistance. Current Opinion in Lipidology.

25. Suarez, G. et al (1989): Nonenzymatic glycation of bovine serum albumin by fructose (fructation). Comparison with the Maillard reaction initiated by glucose. The Journal of Biolog. Chemistry.

26. Tokita, Y. et al (2005): Fructose ingestion enhances atherosclerosis and deposition of advanced glycated end-products in cholesterol-fed rabbits. J. of Atherosclerosis and Thrombosis.

27. Ventura, EE et al (2011): Sugar content of popular sweetened beverages based on objective laboratory analysis: focus on fructose content. Obesity Journal.

28. Vos, MB et al (2009): Fructose and Oxidized Low-Density Lipoprotein in Pediatric Nonalcoholic Fatty Liver Disease: A Pilot Study. Journal of the American Medical Association - Pediatrics.

29. Walker, RW et al (2012): High rates of fructose malabsorption are associated with reduced liver fat in obese African Americans. The Journal of the American College of Nutrition.

30. Yabe-Nishimura, C. (1998): Aldose Reductase in Glucose Toxicity: A Potential Target for the Prevention of Diabetic Complications. Pharmacological Reviews.

B. Bakterien, Allergien, Auto-Immun Erkrankungen:

31. Abdullah, SN (2011): An investigation of P. gingivalis peptidylarginine deiminase: a putative virulence factor in an animal model of inflammation. Master Thesis. University of Adelaide.

32. Berer, K. et al (2011): Commensal microbiota and myelin autoantigen cooperate to trigger autoimmune demyelination. Nature.

33. Boulet, LP (2013): Asthma and Obesity. Clinical & Experimental Allergy.

34. Brook, I. et al (2003): Immune response to F. nucleatum and P. intermedia in the sputum of patients with acute exacerbation of chronic bronchitis. Chest Journal.

35. Cordain, L. et al (2002): Acne Vulgaris: A Disease of Western Civilization. JAMA Dermatology.

36. Fagrell, T. (2011): Molar Incisor Hypomineralization: Morphological and chemical aspects, onset and possible etiological factors. Swedish Dental Journal.

37. Giacaman, RA et al (2013): Cariogenic potential of commercial sweeteners in an experimental biofilm caries model on enamel. Archives of Oral Biology.

38. Han, SJ et al (2005): Xylitol Inhibits Inflammatory Cytokine Expression Induced by Lipopolysaccharide from Porphyromonas gingivalis. Clinical and Diagnostic Laboratory Immunology.

39. Hilty, M. et al (2010): Disordered Microbial Communities in Asthmatic Airways. PLOS ONE.

40. Hörmannsperger, G. et al (2012): Gut matters: microbe-host interactions in allergic diseases. Journal of Allergy and Clinical Immunology.

41. Kamada, N. et al (2013): Role of the gut microbiota in immunity and inflammatory disease. Nature Reviews Immunology.

42. Karlsson, S. et al (2008): Induction of toxins in Clostridium diffi-cile is associated with dramatic changes of its metabolism. Microbiology Journal.

43. Michaud, DC et al (2012): Plasma antibodies to oral bacteria and risk of pancreatic cancer in a large European prospective cohort study. Gut Journal.

44. Olson, JW et al (2002): Molecular Hydrogen as an Energy Source for Helicobacter pylori. Science.

45. Panush, RS (2012): Why did rheumatoid arthritis begin in 1800? The Rheumatologist.

46. Rumah, KR et al (2013): Isolation of Clostridium perfringens Type B in an Individual at First Clinical Presentation of Multiple Sclerosis Provides Clues for Environmental Triggers of the Disease. PLOS ONE.

47. Russell, SL et al (2012): The impact of gut microbes in allergic diseases. Curr. Opinion in Gastroenterology.

48. Semon, HC et al (1940): Some observations on the sugar metabolism in acne vulgaris, and its treatment by insulin. British Journal of Dermatology.

49. Stutz, MW et al (1984): Effects of Diet and Antimicrobials on Growth, Feed Efficiency, Intestinal Clostridium perfringens, and Ileal Weight of Broiler Chicks. Poultry Science.

50. Tanzer, JM et al (2006): Streptococcus mutans: Fructose Transport, Xylitol Resistance, and Virulence. J. of Dental Research.

51. Weissmann, G. (2006): Is sugar the missing link in Rheumatoid Arthritis? Internal Medicine News.

52. Westall, FC (2006): Molecular mimicry revisited: gut bacteria and multiple sclerosis. Journal of Clinical Microbiology.

53. Zilm, PS et al (2003): Changes in growth and polyglucose synthesis in response to fructose metabolism by F. nucleatum grown in continuous culture. Oral Microbiol. and Immunology.

C. Neurologische Erkrankungen:

54. Aviles-Olmos, I. et al (2012): Parkinson's disease, insulin resistance and novel agents of neuroprotection. Brain Journal.

55. Cha, SH et al (2008): Differential effects of central fructose and glucose on hypothalamic malonyl–CoA and food intake. Proceedings of the National Academy of Sciences of the USA.

56. Johnson, RJ et al (2011): Attention-deficit/ hyperactivity disorder: is it time to reappraise the role of sugar consumption? Postgraduate Medical Journal.

57. Lakhan, S. et al (2013): The emerging role of dietary fructose in obesity and cognitive decline. Nutrition Journal,

58. Lenoir, M. et al (2007): Intense Sweetness Surpasses Cocaine Reward. PLOS ONE.

59. Malone, JI et al (2007): Diabetes increases polyol pathway activity in the brain which is blocked by Sorbinil. Diabetes Jour.

60. Monte, SM (2012): Brain Insulin Resistance and Deficiency as Therapeutic Targets in Alzheimer's Disease. Current Alzheimer Research.

61. Poole, S. et al (2013): Determining the presence of periodontopathic virulence factors in short-term postmortem Alzheimer's disease brain tissue. Journal for Alzheimer Disease.

62. Santiago, JA (2013): Shared dysregulated pathways lead to Parkinson's disease and diabetes. Trends in Molecular Medicine.

63. Sato, N. et al (2013): Plasma Aβ: A Possible Missing Link Between Alzheimer Disease and Diabetes. Diabetes Journal.

64. Soscia SJ et al (2010): The Alzheimer's Disease-Associated Amyloid b-Protein Is an Antimicrobial Peptide. PLOS ONE,

65. Sparks, SP et al (2012): Serum antibodies to periodontal pathogens are a risk factor for Alzheimer's disease. Alzheimer's & Dementia Journal.

66. Stephan, BCM et al (2010): Increased Fructose Intake as a Risk Factor For Dementia. The Journals of Geronotlogy, Series A.

D. Krebs:

67. Cantley, LC et al (2002): The phosphoinositide 3-kinase pathway. Science.

68. Chen, W. et al (2012): Human Intestinal Lumen and Mucosa-Associated Microbiota in Patients with Colorectal Cancer. PLOS ONE.

69. Israël, M. et al (2011): On the metabolic origin of cancer: substances that target tumor metabolism. Biomedical Research.

70. Liu, H. et al (2011): Refined fructose and cancer. Expert Opinion on Therapeutic Targets.

71. Lyssiotis, CA et al (2013): Metabolic syndrome: F stands for fructose and fat. Nature.

72. Port, AM et al (2012): Fructose consumption and cancer: is there a connection? Current Opinion in Endocrinology, Diabetes and Obesity

73. Ray, K. (2011): Colorectal cancer: Fusobacterium nucleatum found in colon cancer tissue — could an infection cause colorectal cancer? Nature Gastroenterology.

74. Seyfried, N. et al (2010): Cancer as a Metabolic Disease. Nutrition and Metabolism.

75. Villaamil, VM et al (2010): Fructose transporter Glut5 expression in clear renal cell carcinoma. Oncology Reports.

76. Warburg, OH (1956): On the Origin of Cancer Cells. Science.

77. Zamora-Leon, PS et al (1996): Expression of the fructose transporter GLUT5 in human breast cancer. Proceedings of the National Academy of Sciences of the USA.

E. Verdauungsstörungen:

78. Beyer, PL et al (2005): Fructose intake at current levels in the United States may cause gastrointestinal distress in normal adults. Journal of the American Dietetic Association.

79. Gibson, PR et al (2007): Review article: fructose malabsorption and the bigger picture. Aliment. Pharmacology & Therapeutics.

80. Ledochowski, M. et al (2000): Fructose malabsorption. Journal für Ernährungsmedizin.

F. Vitamin D, Calcium und Osteoporose:

81. Autier, P. et al (2013): Vitamin D status and ill health: a systematic review. The Lancet.

82. Barger-Lux, MJ et al (2002): Effects of above average summer sun exposure on serum 25-hydroxyvitamin D and calcium absorption. Journal of Clinical Endocrinology and Metabolism.

83. Douard, V. et al (2012): Dietary fructose inhibits lactation-induced adaptations in rat 1,25-(OH)2D3 synthesis and calcium transport. The FASEB Journal.

84. Peng, H. et al (2013): Association between Vitamin D Insufficiency and Elevated Serum Uric Acid among Middle-Aged and Elderly Chinese Han Women. PLOS ONE.

85. Vanholder, R. et al (1993): Effect Of Uric Acid On Plasma Levels of 1,25(OH)2D in Renal Failure. Journal of the American Society of Nephrology.

G. Früchte und Nährstoffe:

86. Jules, J. (2010): Horticultural Reviews: Wild Apple and Fruit Trees of Central Asia, Volume 29. J. Wiley and Sons.

87. USDA National Nutrient Database (2011): ndb.nal.usda.gov

88. Wrolstad, RE (2012): Food Carbohydrate Chemistry. Wiley-Blackwell. ISBN 978-0-8138-2665-3.

H. Fette und Gesundheit:

89. Berry EM (2001): Are diets high in omega-6 polyunsaturated fatty acids unhealthy? European Heart Journal Supplements.

90. Dessi M. et al (2013): Atherosclerosis, Dyslipidemia, and Inflammation: The Significant Role of Polyunsaturated Fatty Acids. ISRN Inflammation.

91. Fernandez ML et al (2005): Mechanisms by which Dietary Fatty Acids Modulate Plasma Lipids. The Journal of Nutrition.

92. Kuipers RS et al (2011): Saturated fat, carbohydrates and cardiovascular disease. The Netherlands Journal of Medicine.

93. Patterson, E. et al (2012): Health Implications of High Dietary Omega-6 Polyunsaturated Fatty Acids. Journal of Nutrition and Metabolism.

94. Ramsden CE (2013): Use of dietary linoleic acid for secondary prevention of coronary heart disease and death. BMJ.

95. Ravnskov U. (2010): Is Saturated Fat Bad? Nutrition and Health.

96. Rikitake Y. et al (2005): Rho GTPases, Statins, and Nitric Oxide. Circulation Research.

97. Rothberg MB (2013): Coronary Artery Disease as Clogged Pipes: A Misconceptual Model. Circulation Journal.

98. Simopoulos AP (2008): The importance of the omega-6/omega-3 fatty acid ratio in cardiovascular disease and other chronic diseases. Experimental Biology and Medicine.

99. Thallinger C. et al (2005): The ability of statins to protect low density lipoprotein from oxidation in hypercholesterolemic patients. Int. Journal of Clinical Pharmacology and Therapeutic.

100. Weerapan K. et al (2004): Effects of infection and inflammation on lipid and lipoprotein metabolism mechanisms and consequences to the host. Journal of Lipid Research.

101. Yang Q. et al (2014): Added Sugar Intake and Cardiovascular Diseases Mortality Among US Adults. JAMA Internal Medicine.

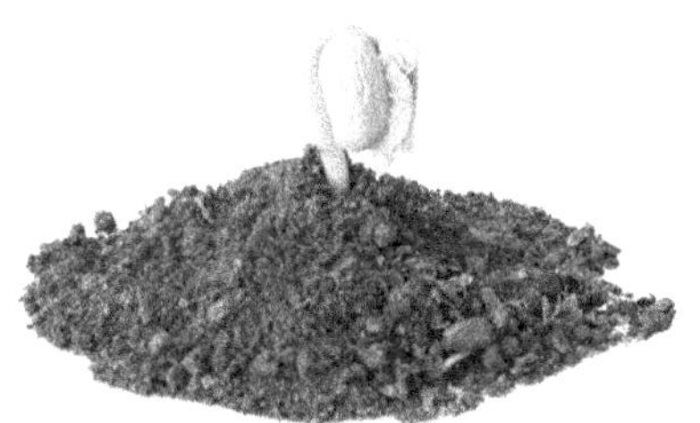

Bildquellen:

Kapitel 2: IStockPhoto

Kapitel 3: Johnson RJ et al (2007)

Kapitel 8: MicrobiologyBytes / AJ Cann

Kapitel 10: IstockPhoto